40 Recettes de repas à prendre en considération après avoir arrêté de fumer:

Contrôlez les fringales avec une bonne nutrition et une alimentation saine

Par

Joe Correa CSN

DROITS D'AUTEUR

Cette publication est conçue pour fournir des informations exactes et faisant autorité en ce qui concerne le sujet traité. Il est vendu dans la mesure où ni l'auteur ni l'éditeur ne sont engagés à donner des conseils médicaux. Si un conseil ou une assistance médicale est nécessaire, consultez un médecin. Ce livre est considéré comme un guide et ne doit pas être utilisé en aucune façon préjudiciable à votre santé. Consultez un médecin avant de commencer ce plan nutritionnel afin de vous assurer qu'il est bon pour vous.

REMERCIEMENTS

Ce livre est dédié à mes amis et à ma famille, qui ont eu des maladies bénignes ou graves, afin que vous puissiez trouver une solution et faire des changements nécessaires dans votre vie.

40 Recettes de repas à prendre en considération après avoir arrêté de fumer:

Contrôlez les fringales avec une bonne nutrition et une alimentation saine

Par

Joe Correa CSN

CONTENU

À PROPOS DE L'AUTEUR

Après plusieurs années de recherches, je crois sincèrement au pouvoir et aux bénéfices de la nutrition sur le corps et l'esprit. Mes connaissances et mon expérience m'ont permis de vivre plus sainement au fil des ans, des connaissances que j'ai fait partager avec ma famille et mes amis. Plus vous en connaitrez sur le sujet, et plus vous voudrez changer votre vie et avoir une vie plus saine avec des nouvelles habitudes de vie.

La nutrition est une clé majeure dans notre santé et la longévité alors commencez aujourd'hui. Le premier pas sera le plus important et le plus significatif.

INTRODUCTION

40 Recettes de repas à prendre en considération après avoir arrêté de fumer: Contrôlez les fringales avec une bonne nutrition et une alimentation saine

Par Joe Correa CSN

De nombreuses études publiées expliquent comment le tabagisme affecte notre santé physique et mentale. L'anxiété, les maux de tête, la faim, et la difficulté de concentration ne sont que quelques-uns de ces symptômes.

Arrêter de fumer est probablement la meilleure décision que vous prendrez de votre vie. Être conscient des dommages que le tabagisme peut causer ne suffit malheureusement pas à nous forcer à prendre cette décision vitale. La clé se trouve dans la tête et jusqu'où irons-nous pour nous éloigner de ce qui nous fait du mal, afin de vivre une vie longue et saine.

Cependant, une question importante liée à ce problème reste un mythe que nous avons souvent entendu: «Si j'arrête de fumer, je vais probablement grossir!» Le problème est que tous les fumeurs sont tellement habitués à avoir quelque chose dans leurs mains et la bouche, que lorsqu'ils arrêtent de fumer, ils se tournent vers des collations malsaines pour garder leurs mains et leur bouche occupés. Cette habitude, qui devient naturelle, conduit à gagner du poids, ce qui est à nouveau liée au tabagisme.

Les petites faims sont très récurrentes lors des premières semaines suivant l'arrêt du tabagisme. C'est un moment important qui trompera l'organisme.

Les petites faims ne sont pas un mystère. Les médecins et les nutritionnistes affirment que <u>le type d'aliments que vous mangez détermineront le nombre de collations que vous aurez.</u> Il a été prouvé que les aliments sains comme les fruits, les légumes, les noix et les graines, réduisent les envies de collation. Les glucides sains, riches en fibres et en sucre naturel, maintiendront votre taux de glucose et votre appétit stable.

Ce livre vous offre exactement cela! Une variété de recettes saines qui vont sans aucun doute vous aider à contrôler vos envies de grignoter et qui vont garder votre organisme équilibré. Les recettes qui sont à l'intérieur comme: «Le porridge à l'orge» ou «Flocons d'avoine à la pomme et aux raisins» sont pleines de fibres et sont le moyen idéal pour commencer votre nouvelle journée de manière saine et sans cigarette.

J'ai combiné quelques ingrédients étonnamment nutritifs pour faire des recettes délicieuses. Une fois que vous aurez essayé: «Le bœuf aux olives» ou «Le ragoût d'agneau du Sud», vous referez ces recettes pendant très longtemps. Elles sont simples, bonne pour la santé, et étonnamment facile à faire.

En commençant à préparer ces recettes, vous vous rendrez compte que les problèmes de santé, la mauvaise haleine et les problèmes respiratoires feront tous partis du passé. Vous avez arrêté de fumer! Et je voudrais vraiment profiter de cette occasion pour dire «Félicitations!». Vous êtes l'une des rares personnes qui a eu cette forte volonté! Vous devriez être fier de vous! Mon livre est là pour vous aider à améliorer votre santé et pour donner à votre corps le moyen le plus facile de surmonter les petites faims.

40 RECETTES DE REPAS A PRENDRE EN CONSIDERATION APRES AVOIR ARRETE DE FUMER: CONTROLEZ LES FRINGALES AVEC UNE BONNE NUTRITION ET UNE ALIMENTATION SAINE

1.   Avocat crémeux et graines de lin à l'avoine

Ingrédients :

1 demi-avocat épluché

1 grand kiwi, épluché et découpé

2 tasses de lait tiède

1 demi-tasse de flocons d'avoine

1 càs de graines de lin

Préparation :

Mettre l'avoine dans un bol. Ajouter une tasse de lait tiède et laisser de côté pendant 10 minutes.

Pendant ce temps, mixer lc kiwi, l'avocat et le reste du lait ensemble.

Verser dans un bol et bien mélanger. Saupoudrer de graines de lin et servir.

Cette recette peut également se faire la veille pour le lendemain, garder au frais et servir froid.

Apport nutritionnel par portion : Kcal : 420

Protéines : 13,5g, Glucides : 64,2g, Graisses : 21,5

2.   Porridge à l'orge

Ingrédients :

1 demi-tasse d'orge cuit

1 tasse de lait d'amande

1 càs de miel

1 main de dattes, découpées grossièrement

1 càs de jus de citron frais

1 càs d'amande, coupées finement

Préparation :

Faire tremper l'orge dans la nuit. Égoutter et placer dans une casserole. Ajouter environ deux tasses d'eau et porter à ébullition. Laisser cuire pendant 15 minutes à température moyenne. Retirer du feu, égoutter et laisser refroidir pendant un certain temps.
Verser dans un mixeur. Ajouter les dattes et mixer.

Verser dans un bol, ajouter le lait d'amande, une cuillère à soupe de jus de citron, et saupoudrer d'amandes. Ajouter enfin une cuillère à soupe de miel et servir.

Apport nutritionnel par portion : Calories : 172, Protéines : 15,5g, Glucides : 48,8g, Graisses : 1,2g

3. Yaourt grec aux canneberges

Ingrédients :

1 ½ tasse de yaourt grec

1 grande banane

¼ tasse de canneberges

1 càc de sucre vanillé

1 càs de miel

Préparation :

Éplucher et couper grossièrement la banane. Ecraser avec une fourchette et verser dans un mixeur. Ajouter le yaourt grec, le sucre vanillé et le miel. Verser dans un bol.

Mélanger avec les canneberges et servir.

Apport nutritionnel par portion : Kcal : 199

Protéines : 17g, Glucides : 31,2g, Graisses : 8,6g

4.   Pomme verte, raisins et avoine à reposer dans la nuit

Ingrédients :

4 càs de flocons d'avoine

1 càs de raisins

1 tasse de lait tiède

1 petite pomme verte, épluchée et découpée

1 càs de miel

Préparation :

Dans un bol, mélanger le lait avec les flocons d'avoine. Ajouter le miel, mélanger et laisser au frais pendant la nuit.

Mélanger avec le raisin et ajouter les pommes avant de servir.

Vous pouvez également ajouter ½ càc de cannelle

Apport nutritionnel par portion : Kcal : 322,

Protéines : 7,3g, Glucides : 60,6g, Graisses : 8,1g

5.   Pudding à la banane et au thé matcha

Ingrédients :

2 grandes bananes, épluchées et découpées

1 ½ càc de matcha

1 tasse de yaourt grec (ou yaourt à l'amande)

2 càs de miel

2 càs de jus de citron pressé

Préparation :

Mixer tous les ingrédients ensemble pendant 30 secondes.

Verser ce mélange dans un bol et mettre au frais pendant une nuit.

Servir frais.

Apport nutritionnel par portion : Kcal : 195,

Protéines : 3,6g, Glucides : 39,5g, Graisses : 3,6g

6.   Orge tiède et fraises

Ingrédients :

1 tasse de d'orge cuit rapidement

3 tasses de lait tiède

1 càs de lin moulu

¼ càc de sel

¼ tasse de confiture de fraise

4-5 fraises fraîches, découpées

1 càs d'amandes découpées

Préparation :

Dans une grande casserole, mélanger l'orge avec le lait écrémé, une cuillère à soupe de lin moulu et le sel. Porter à ébullition et réduire la chaleur à moyen feu. Laisser mijoter pendant dix minutes. Retirer du feu et laisser refroidir pendant un certain temps.
Ajouter la confiture de fraise et les amandes. Garnir de fraises fraîches et servlr.

Apport nutritionnel par portion : Kcal : 122,

Protéines : 2,5g, Glucides : 26,7g, Graisses : 1,8g

7.   Courgette crémeuse avec du thym

Ingrédients :

1 courgette de taille moyenne, découpée en rondelles

2 grandes tomates, découpées en rondelles

1 grand poivron, découpé en rondelles

5 càs de yaourt grec

1 gousse d'ail écrasée

1 càc de thym séché

3 gros œufs

3 càs de lait tiède

1 ½ càs de parmesan râpé

½ càc de sel

¼ càc de poivre

3 càs d'huile d'olive

Préparation :

Préchauffer le four à 170°C.

Graisser un moule avec de l'huile d'olive.

Dans un petit bol, mélanger le yaourt grec, l'ail et le parmesan.

Dans un autre bol, mélanger les œufs, le lait et le thym.

Placer les courgettes dans le moule. Faire une autre couche avec les tomates, et terminer avec une couche de poivron rouge. Étendre le mélange de yaourt grec et mettre au four pendant 30 minutes.

Retirer du four et étaler délicatement le mélange d'œufs à l'aide d'un pinceau de cuisine.

Remettre au four pendant 3 minutes puis servir.

Apport nutritionnel par portion : Kcal : 150

Protéines : 7,9g, Glucides : 7,3g, Graisses : 12,2g

8.   Risotto aux moules et romarin

Ingrédients :

1 tasse de riz

200g de moules

1 petit oignon haché finement

1 gousse d'ail écrasée

1 càs de romarin séché, haché finement

¼ tasse de câpres salées

1 càc de piment moulu

½ càc de sel

3 càs d'huile d'olive

4 anchois salés

Préparation :

Mettre le riz dans une casserole. Ajouter trois tasses d'eau et porter à ébullition. Laisser cuire pendant 15 minutes, en remuant de temps en temps.

Préchauffer l'huile d'olive à feu moyen. Faire revenir l'oignon et l'ail. Ajouter ensuite les moules, le romarin, le piment et le sel. Laisser encore cuire pendant 7 à 10 minutes. Retirer du feu et mélanger avec le riz.

Ajouter les câpres, garnir d'anchois et bien mélanger.

Servir!

Apport nutritionnel par portion : Kcal : 187

Protéines : 4g, Glucides : 39g, Graisses : 17g

9.   Taboulé froid à la tomate

Ingrédients :

140g de couscous

3 càs de sauce tomate

3 càs de jus de citron

1 petit oignon haché

1 tasse de bouillon de légumes

½ petit concombre découpé

½ petite carotte, découpée

¼ càc de piment

¼ càc de sel

¼ càc de poivre noir

3 càs d'huile d'olive

1 demi-tasse de persil frais haché

Préparation :

Verser le couscous dans un grand saladier. Faire bouillir le bouillon de légumes et ajouter légèrement le couscous en remuant constamment. Laisser cuire pendant environ 10 minutes. Couvrir mettre de côté. Remuer de temps en temps.

Pendant ce temps, préchauffer l'huile d'olive dans une poêle, et ajouter la sauce tomate. Ajouter l'oignon. Mettre de côté et laisser refroidir pendant quelques minutes.
Verser la sauce tomate sur le couscous et remuer. Ajouter le jus de citron, le persil haché, le piment, le sel et le poivre au mélange et mélanger.

Servir avec des tranches de concombre, de carotte et du persil.

Apport nutritionnel par portion : Kcal : 261,

Protéines : 8,2g, Glucides : 38,8g, Graisses : 7,4g

10.   Ragoût de bœuf et aubergines

Ingrédients :

200g de viande de bœuf découpée

1 aubergine découpées en tranches

1 oignon haché

2 grosses tomates découpées grossièrement

1 grande pomme de terre découpée

210g d'haricots verts

100g de chou râpé

1 piment de taille moyenne

2 tiges de céleri

3 càs d'huile d'olive

1 càs de vinaigre de vin rouge

Sel

1 càc de sucre

½ càs de basilic séché

Préparation :

Couper l'aubergine en petits morceaux et assaisonner avec du sel. Laisser reposer pendant environ 5 minutes et bien rincer.

Pendant ce temps, préchauffer de l'huile d'olive à feu moyen. Faire revenir l'oignon. Ajouter le céleri, le basilic, le sucre, le sel, le vinaigre et les tomates. Laisser cuire pendant encore 2 minutes.
Verser dans une casserole et ajouter les autres ingrédients. Ajouter environ une tasse d'eau et faire cuire pendant environ 20 minutes à haute température.

Apport nutritionnel par portion : Kcal : 198,

Protéines : 38g, Glucides : 27g, Graisses : 19g

11. Roulé crémeux au yaourt et tomates mûres

Ingrédients :

225g de blancs de poulet, découpés en morceaux

1 demi-poivron de taille moyenne, découpé finement

1 demi-tasse d'haricots rouges cuits

3 grosses tomates mûres, découpées grossièrement

3 càs d'huile d'olive extra-vierge

½ càc d'origan séché

1 càc de sucre

1 càc de cumin moulu

¼ tasse de persil frais, haché finement

½ concombre découpé

1 tasse de yaourt épais

4 tortillas (ou du pain pita)

Préparation :

Préchauffer l'huile d'olive dans une poêle de taille moyenne, à feu moyen. Faire revenir les tomates, puis ajouter l'origan, le cumin et le sucre. Bien mélanger, couvrir et laisser de côté.

Pendant ce temps, préchauffer un peu plus d'huile d'olive. Ajouter le poulet et laisser cuire pendant environ 10 minutes, en remuant

Mouiller un peu les tortilla et les réchauffer aux micro-ondes. Pour les pains pita, il suffit de les réchauffer seulement.

Etendre le mélange de tomates sur chaque tortilla et ajouter le concombre tranché, la viande, le poivron et les haricots rouges. Ajouter du yaourt et du persil. Servir!

Apport nutritionnel par portion : Kcal 270,

Protéines : 39g, Glucides : 31g, Graisses : 13g

12.   Galettes de patates douces et confiture de figues

Ingrédients :

450g de patates douces épluchées

225g de farine et 110g de plus pour la pâte

55g de blé

1 jaune d'œuf

55g de beurre mou

1 càc de sel

Pour le fourrage :

225g de confiture de figues non sucrée

110g de beurre

50g de chapelure

Autre :

Sucre en poudre

Préparation :

Découper les patates douces. Mettre celles-ci dans une casserole et ajouter suffisamment d'eau pour les couvrir entièrement. Porter à ébullition et laisser cuire jusqu'à ce que les patates deviennent ramollies (environ 5 minutes).

Retirer du feu et égoutter. Ecraser en purée et mettre dans un bol. Ajouter 225g de farine, le blé, le jaune d'œuf, le sel et le beurre. Fouetter ou mixer.

Dérouler la pâte et couper des carrés épais. Placer une cuillère à café de confiture de figue dans chaque carré, couvrir avec un autre carré et serrer les bords.

Placer les galettes dans une casserole et ajouter suffisamment d'eau pour couvrir. Laisser cuire pendant 15 minutes à feu moyen. Retirer du feu et égoutter. Laisser reposer un moment.

Pendant ce temps, faire fondre le beurre dans une grande casserole. Ajouter la chapelure et faire revenir pendant 2 à 3 minutes.

Saupoudrer de la chapelure sur les galettes et ajouter un peu de sucre en poudre.

Servir.

Apport nutritionnel par portion : Kcal : 182,

Protéines : 1,5g, Glucides : 27,5g, Graisses : 8,4g

13. Poulet au gingembre à cuisson lente

Ingrédients :

900g de cuisses de poulet

1 càs de piment en poudre

Basilic frais

Poivre noir moulu

Sel de mer

450g d'eau de noix de coco

1 càs de gingembre râpé frais

1 càs de graines de coriandre

8 gousses d'ail un peu écrasées

Préparation :

Mettre les cuisses de poulet avec l'ail dans une mijoteuse. Ajouter le reste des épices. Verser l'eau de coco sur les cuisses et ajouter le basilic frais.

Couvrir la mijoteuse et régler à faible chaleur.

Laisser cuire pendant 3 à 4 heures, jusqu'à ce que la viande devienne tendre. Le jus sera également bon.

Apport nutritionnel par portion : Kcal : 301

Protéines : 33,2g, Glucides : 3,2g, Graisses : 15,4g

14.   Ragoût d'agneau du sud

Ingrédients :

1,3kg de côtelettes d'agneau

10 piments séchés

1 ½ càc de sel

4 piments japonais

1 càs de cumin moulu

3 tasses d'eau

1 gros oignon jaune découpé

5 gousses d'ail écrasées

Préparation :

Prendre un couteau tranchant et coupez chaque piment au milieu. S'assurer de les couper en deux moitiés soignées afin que les graines et les tiges des piments peuvent être retirées facilement.

Prendre une petite casserole et y balancer les piments. Ajouter les les épices, l'ail et l'oignon.

Verser ensuite 3 tasses d'eau dans la casserole. Porter à ébullition, puis laisser refroidir pendant 10 minutes.

Prendre 2 tasses du mélange de la casserole les verser dans un mixeur. Mettre les côtelettes dans une casserole. Verser le mélange sur les côtelettes, et laisser cuire pendant 1 heure à feu moyen. Mélanger la sauce et déchiqueter les côtelettes avant de servir.

Apport nutritionnel par portion : Kcal : 135

Protéines : 15,62g, Glucides : 5g, Graisses : 8,31g

15.   Salade au saumon sauvage

Ingrédients :

2 concombres de taille moyenne découpés

1 main de laitue iceberg

¼ tasse de maïs

1 grosse tomate découpée grossièrement

225g de saumon fumé découpé en tranches

4 càs de jus d'orange pressé

Vinaigrette :

1 ¼ tasse de yaourt à 2% de matières grasses

¼ tasse de mayonnaise allégée

1 càs de menthe fraîche, hachée finement

2 gousses d'ail écrasées

1 càs de graines de sésame

Préparation :

Mélanger tous les légumes dans un saladier. Verser le jus d'orange et ajouter le saumon. Laisser de côté.

Dans un autre bol, mélanger le yaourt, la mayonnaise, la menthe, l'ail et les graines de sésame.

Verser ce mélange sur la salade. Servir frais.

Apport nutritionnel par portion : Kcal : 521,

Protéines : 32,2g, Glucides : 63,5g, Graisses : 24,3g

16. Pâtes fraîches italiennes au persil et aux fruits de mer

Ingrédients :

1 boîte de pâtes au choix

450g de mélange de fruits de mer surgelé

4 càs d'huile d'olive

2 gousses d'ail écrasées

1 petit oignon haché finement

½ càc d'origan frais

¼ càc de sel

¼ tasse de vin blanc

Préparation :

Utiliser les instructions de l'emballage pour préparer les pâtes. Bien rincer et égoutter. Mettre de côté.

Préchauffer l'huile d'olive à feu moyen. Faire revenir l'ail et l'oignon. Ajouter ensuite les fruits de mer, l'origan, le vin et le sel. Réduire à feu doux et laisser cuire jusqu'à ce que les fruits de mer cuisent (il faut contrôler le poulpe car il est le plus lent à cuire). Éteindre le feu, ajouter les pâtes et couvrir. Laissez reposer pendant 10 minutes avant de servir.

Apport nutritionnel par portion : Kcal : 315

Protéines : 20g, Glucides : 42g, Graisses : 8g

17. Pain pide et légumes cuits

Ingrédients :

200g de viande hachée

1 demi-poivron vert haché finement

1 demi-poivron rouge haché finement

1 grosse tomate épluchée et découpée

1 petit oignon haché finement

1 demi-tasse de gouda râpé

4 càs d'huile d'olive extra-vierge

1 càc de piment de Cayenne moulu

1 càc de piment moulu

½ càc de sel

1 pain pide

Préparation :

Préchauffer le four à 165°C.

Préchauffer deux cuillères à soupe d'huile d'olive à feu moyen. Faire revenir l'oignon pendant 2 minutes et ajouter le poivron vert et le poivron rouge. Laisser cuire une minute de plus et ajouter la viande. Laisser cuire pendant dix minutes et retirer du feu.

Étendre le mélange de viande sur le pain pide, ajouter la tomate découpée, le gouda râpé, le piment de Cayenne, le piment et le sel. Garnir avec deux cuillères à soupe d'huile d'olive et cuire au four pendant 5 minutes.

Servir chaud.

Apport nutritionnel par portion : Kcal 369,

Protéines : 30g, Glucides : 58g, Graisses : 24g

18.   Cannelloni à la viande de bœuf hachée

Ingrédients :

1 boîte de cannelloni (250g)

2 oignons rouges de taille moyenne, hachés finement

450g de viande de bœuf hachée

½ càc de sel

¼ càc de poivre noir moulu

3 càs d'huile végétale

Préparation :

Préchauffer l'huile végétale à feu moyen. Faire revenir les oignons pendant 3 minutes et ajouter la viande hachée. Bien mélanger et laisser cuire encore dix minutes. Utiliser le mélange pour remplir les cannellonis.

Mettre au four pendant 20 minutes, jusqu'à ce qu'elles deviennent dorées.

Apport nutritionnel par portion : Kcal : 417,

Protéines : 47g, Glucides : 43,5g, Graisses : 24g

19. Ragoût d'agneau de printemps

Ingrédients :

450g de tomates rôties et découpées en dés

4 blancs de poulet

1 càs de basilic séché

225g de bouillon de poulet

Sel et poivre

113g de purée de tomate

3 branches de céleris découpés

3 carottes découpées

2 piments hachés finement

2 càs d'huile d'olive

1 oignon haché finement

2 gousses d'ail écrasées

La moitié d'une boîte conserve de champignons

Crème aigre

Préparation :

Préchauffer de l'huile d'olive à feu moyen ou élevé. Ajouter le céleri, les oignons et les carottes et les faire revenir pendant 5 à 10 minutes. Verser le mélange dans une grande casserole et ajouter la purée de tomate, le basilic, l'ail, les champignons et les épices. Continuer à remuer les légumes jusqu'à ce qu'ils soient complètement recouverts de sauce tomate.

Couper le poulet en petits cubes. Mettre les morceaux de poulet dans la casserole, verser le bouillon de poulet et ajouter les tomates. Bien mélanger. Baisser à feu doux et laisser cuire environ une heure. Les légumes et le poulet doivent être cuits. Garnir de crème aigre et servir!

Apport nutritionnel par portion : Kcal : 291

Protéines : 27g, Glucides : 37g, Graisses : 3g

20. Ragoût de bœuf aux olives

Ingrédients :

900g de viande hachée de bœuf

1 oignon découpé

2 piments hachés finement et sans pépins

3 gousses d'ail écrasées

2 càc de cumin en poudre

2 càs de vinaigre de cidre

800g de tomates rôties au feu

Sel

½ càc de cannelle moulue

De l'huile

Pour le dressage :

¼ tasse d'olives vertes

1 càs de raisins secs

1 càs d'amandes grillées

Préparation :

Préchauffer environ trois cuillères à soupe d'huile à feu moyen ou élevé. Ajouter l'ail, l'oignon et les piments. Faire revenir pendant environ cinq minutes et ajouter le cumin et la cannelle. Bien mélanger et laisser cuire encore une minute de plus.

Assaisonner la viande avec un peu de sel et placer dans une poêle. Laisser cuire pendant plusieurs minutes puis ajouter les autres ingrédients. Porter à ébullition et réduire à feu doux. Laisser mijoter pendant environ 10 minutes.

Garnir d'olives vertes, d'amandes grillées et de raisins secs.

Apport nutritionnel par portion : Kcal : 521,

Protéines : 38g, Glucides : 29,5g, Graisses : 15g

21.   Salade rouge à l'orange

Ingrédients :

Feuilles de laitue fraîches, rincées

1 petit concombre découpé

½ poivron rouge découpé

1 tasse de fruits de mer surgelés

1 oignon haché finement

3 gousses d'ail écrasées

¼ tasse de jus d'orange frais

5 càs d'huile d'olive extra-vierge

Sel

Préparation :

Préchauffer 3 cuillères à soupe d'huile d'olive extra vierge à feu moyen ou élevé. Ajouter l'oignon haché et l'ail écrasé et les faire revenir pendant environ 5 minutes. Réduire à feu doux, puis ajouter une tasse de mélange de fruits de mer congelés. Couvrir et laisser cuire pendant environ 15 minutes, jusqu'à ce que le mélange devienne mou. Retirer du feu et laisser refroidir un moment.

Pendant ce temps, mélanger les légumes dans un grand saladier. Ajouter les deux cuillères à soupe d'huile d'olive, le jus d'orange frais et peu de sel.

Bien mélanger.

Garnir du mélange de fruits de mer et servir immédiatement.

Apport nutritionnel par portion : Kcal : 286,

Protéines : 34,5g, Glucides : 28g, Graisses : 26g

22.   Roulés de viande hachée

Ingrédients :

1 tasse de riz

450g de viande hachée

¼ tasse de tomate découpée finement

¼ tasse de poivron rouge découpé finement

1 càs de purée de tomate

1 càs de piment en poudre

1 piment découpé en dés

½ càc de sel

¼ càc de poivre

1 càs de jus de citron vert frais

1 poignée de Collard vert

1 tasse de crème pour le dressage

1 càs de beurre

Préparation :

Faire bouillir les feuilles de chou vert (2 minutes suffiront). Retirer du feu et égoutter. Laisser de côté.

Pendant ce temps, dans un grand bol, mélanger le reste des ingrédients. Pour chaque roulé, prendre une cuillère à soupe de ce mélange. Faire fondre le beurre dans une casserole et placer les roulés.

Ajouter environ ¼ tasse d'eau, couvrir et laisser cuire pendant environ 30 minutes à feu moyen.

Servir avec de la crème, du fromage ou du yaourt.

Apport nutritionnel par portion : Kcal : 151,

Protéines : 49g, Glucides : 19,1g, Graisses : 9g

23. Salade de coriandre et d'haricots

Ingrédients :

1 tasse d'haricots cuits

1 demi-tasse de maïs

3 oignons printaniers découpés

¼ petit piment, haché finement

¼ càc de coriandre

½ càc de vinaigre de vin rouge

1 càs de jus de citron frais

3 càs d'huile d'olive extra-vierge

Une pincée de sel

Préparation :

Dans un petit bol, mélanger l'huile d'olive avec le vinaigre de vin rouge, le jus de citron, la coriandre et une pincée de sel. Bien mélanger et verser sur les autres ingrédients.

Servir !

Apport nutritionnel par portion : Kcal : 151,

Protéines : 49g, Glucoses : 19,1g, Graisses : 9g

24. Salade au piment et poivrons

Ingrédients :

1 tasse d'haricots blancs

1 poivron rouge découpé

1 càc de piment en poudre

1 càc de persil, haché finement

1 càs d'huile d'olive

1 càc de jus de citron

½ càc de sel de mer

Préparation :

Laver et éplucher les poivrons. Découper en morceaux. Dans un saladier, mélanger les poivrons avec les haricots et ajouter l'huile d'olive, le jus de citron et le sel. Servir frais.

Apport nutritionnel par portion : Kcal : 95,

Protéines : 5,9g, Glucides : 11,8g, Graisses : 5g

25.   Salade de poulet

Ingrédients :

1 blanc de poulet

1 tasse de laitue découpée

Des feuilles d'épinard

1 demi-tasse d'haricots précuits

1 càs de jus de citron vert frais

1 càc de piment en poudre

1 càs d'huile végétale

Une pincée de sel

Préparation :

Préchauffer une poêle à feu moyen. Laver et essuyer la viande. Griller le poulet 4 à 5 minutes de chaque côté. Vous pouvez ajouter un peu d'eau. Retirer du feu et découper en morceaux.

Mélanger le poulet aux autres ingrédients, verser l'huile d'olive, le jus de citron et une pincée de sel. Servir.

Apport nutritionnel par portion : Kcal : 189,

Protéines : 31g, Glucides : 24g, Graisses : 12g

26. Soupe du nord aux haricots

Ingrédients :

450g d'haricots du nord séchés

¾ tasse d'oignons, épluchés et hachés finement

½ càs d'huile végétale

½ càs de cumin moulu

½ càs d'origan séché

Sel et poivre

4 tasses de bouillon de poulet

1 gousse d'ail écrasée

450g de blancs de poulet

130g de piments verts découpés

Préparation :

Mettre les haricots dans une mijoteuse. Ajouter suffisamment d'eau pour couvrir et porter à ébullition. Laisser cuire pendant plusieurs minutes et retirer du feu. Couvrir et laisser reposer pendant plusieurs heures jusqu'à ce que les haricots ramollissent. Égoutter et bien rincer.

Préchauffer de l'huile dans une poêle. Ajouter l'oignon et faire revenir pendant environ une minute. Ajouter les haricots, l'ail écrasé et le bouillon de poulet. Réduire à feu doux et laisser cuire deux heures.

Préchauffer le four à 170°C. Mettre les ingrédients dans le moule allant au four et bien les enrober. Couvrir et laisser cuire environ une heure. Servir chaud.

Apport nutritionnel par portion : Kcal : 111,

Protéines : 8,1g, Glucides : 25,4g, Graisses : 8g

27.   Ragoût de lentilles à la coriandre et aux carottes

Ingrédients :

280g de lentilles

1/5 càs de beurre

1 carotte de taille moyenne, épluchée et découpée

1 petite pomme de terre épluchée et découpée

1 feuille de laurier

¼ tasse de persil, haché finement

½ càs de coriandre fraîche

Sel

Préparation :

Faire fondre le beurre dans une poêle de taille moyenne. Ajouter la carotte en tranches, la pomme de terre et le persil. Bien mélanger et faire revenir pendant environ cinq minutes.

Ajouter ensuite les lentilles, la feuille de laurier, un peu de sel et la coriandre. Ajouter environ 4 tasses d'eau et porter à ébullition. Réduire à feu doux, couvrir et laisser cuire jusqu'à ce que les lentilles ramollissent.

Saupoudrer de persil avant de servir.

Apport nutritionnel par portion : Kcal : 313,

Protéines : 36g, Glucides : 42,1g, Graisses : 28g

28. Risotto printanier aux légumes

Ingrédients :

1 tasse de riz

1 demi-tasse d'haricots verts précuits

2 poivrons rouges de taille moyenne, découpés

1 courgette découpée de taille moyenne

1 blanc de poulet

3 càs d'huile extra-vierge

½ càc de sel

Préparation :

Verser le riz dans une casserole. Ajouter 2 tasses d'eau et porter à ébullition. Réduire à feu doux et laisser cuire jusqu'à ce que l'eau s'évapore. Remuer de temps en temps.

Incorporer l'huile d'olive, le sel, les courgettes tranchées, les haricots verts et les poivrons.

Ajouter une tasse d'eau et laisser cuire pendant encore 10 minutes.

Pendant ce temps, chauffer une poêle antiadhésive. Faire cuire le blanc de poulet pendant 15 minutes, ou jusqu'à ce que la viande ait ramolli. Servir avec du riz.

Apport nutritionnel par portion : Kcal : 220

Protéines : 8g, Glucides : 45g, Graisses : 3g

29.   Soupe à la citrouille

Ingrédients :

600g de citrouille découpée

2 oignons de taille moyenne, découpés

1 gousse d'ail

1 poivron rouge découpé

1 càs de purée de tomate

½ càs de piment en poudre

2 feuilles de laurier

2 tasses de vin rouge

1 tasse d'eau

1 càc de thym

Sel et poivre

De l'huile

Préparation :

Préchauffer de l'huile dans une poêle à frire et ajouter les oignons hachés. Faire revenir pendant deux minutes et ajouter le poivron rouge découpé finement, la purée de tomate et le piment en poudre. Laisser cuire jusqu'à ce les poivrons ramollissent. Ajouter les ingrédients restants et porter à ébullition. Réduire à feu doux et laisser cuire environ une heure.

Retirer du feu et servir.

Apport nutritionnel par portion : Kcal : 130,

Protéines : 24g, Glucides : 29g, Graisses : 11g

30. Riz aux amandes et aux haricots

Ingrédients :

3 càs d'huile d'olive

2 càs d'huile végétale

1 petit oignon découpé

3 gousses d'ail écrasées

800g d'haricots précuits

1 càc de marjolaine séchée

1 petit piment haché finement

3 càs de sauce Worcestershire

50g d'amandes rôties

1 main de graines de citrouille

1 tasse de riz cuit

Préparation :

Mélanger l'huile d'olive avec de l'huile végétale et chauffer à feu moyen. Ajouter l'oignon haché et les gousses d'ail. Faire revenir pendant 2 à 3 minutes et ajouter les autres ingrédients. Verser environ ¼ tasse d'eau et laisser cuire pendant environ 10 minutes, ou jusqu'à ce que toute l'eau s'évapore.

Retirer du feu et laisser refroidir pendant un certain temps. Servir avec du riz et garnir de graines de citrouille.

Apport nutritionnel par portion : Kcal : 113

Protéines : 17g, Glucides : 35g, Graisses : 16g

31. Ragoût de petits pois et légumes

Ingrédients :

600g de petits pois précuits

1 tomate découpée grossièrement

1 oignon moyen découpé

2 grosses carottes, épluchées et découpées

2 petites pommes de terre, épluchées et découpées

1 branche de céleri

Une main de persil hachée finement

2 gousses d'ail écrasées

2 feuilles de laurier

4 càs de purée de tomate

Huile d'olive

Préparation :

Préchauffer l'huile d'olive à feu moyen ou élevé. Ajouter l'oignon haché et l'ail. Faire revenir pendant plusieurs minutes et ajouter la carotte en morceaux, la purée de tomate fraîche et le céleri haché finement. Laisser cuire pendant environ dix minutes, en remuant constamment. Réduire à feu doux et ajouter les autres ingrédients. Verser environ 4 tasses d'eau et couvrir. Laisser cuire pendant environ 45 minutes.

Servir chaud.

Apport nutritionnel par portion : Kcal : 186

Protéines : 22g, Glucides : 38g, Graisses : 23g

32. Cuisses de poulet épicées rôties

Ingrédients :

450g de cuisses de poulet

1 tasse d'huile végétale

1 càc de piment de Cayenne

1 càc de sel

1 càs de romarin séché écrasé

1 càs de grains de poivre

1 càc de sucre roux

Préparation :

Mélanger les épices avec de l'huile végétale. Lavez et séchez les cuisses de poulet et tremper les cuisses dans ce mélange. Mettre au frais pendant environ une heure.

Préchauffer le four à 150°C.

Utiliser une partie de la marinade pour graisser la plaque à pâtisserie. Placer les cuisses de poulet, la peau orientée vers le haut et couvrir avec du papier d'aluminium. Laisser rôtir pendant environ une heure et retirer le papier d'aluminium. Remettre au four et rôtir pendant encore 15 minutes.

Apport nutritionnel par portion : Kcal : 350,

Protéines : 51g, Glucides : 0g, Graisses : 15g

33. Salade à l'orange, roquette et dinde fumée

Ingrédients :

100g de roquette

100g de mâche

100g de laitue

225g de blanc de dinde fumé, découpé en petits morceaux

2 grosses oranges épluchées et découpées

Pour la vinaigrette :

¼ tasse de yaourt grec

3 càs de jus de citron

1 càc de vinaigre de cidre

¼ tasse d'huile d'olive

Préparation :

Mettre tous les légumes dans un saladier. Ajouter la dinde fumée et mélanger. Ajouter ensuite les oranges. Laisser de côté.

Dans un petit bol, mélanger le yaourt grec, le jus de citron, le vinaigre de cidre et l'huile d'olive.

Verser la vinaigrette sur la salade et servir.

Apport nutritionnel par portion : Kcal : 271,

Protéines : 25,3g, Glucides : 21,8g, Graisses : 7,5g

34.   Smoothie purifiant à l'avocat

Ingrédients :

1 demi-avocat, épluché et découpé en gros morceaux

1 banane, épluchée et découpée

1 main d'épinards

1 càs de miel

1 càc de curcuma en poudre

1 càs de graines de lin moulues

1 càs de baies de Goji

Préparation :

Mettre tous les ingrédients dans un mixeur. Mixer pendant 20 secondes.

Servir frais.

Apport nutritionnel par portion : Kcal : 298,

Protéines : 4,2, Glucides : 35,6g, Graisses : 0,9g

35. Salade au melon et aux noisettes

Ingrédients :

55g de noisettes concassées

450g de melon découpé en morceaux

100g de roquette fraîche

140g de framboises

Vinaigrette :

100g de framboises

3 càs de jus de citron vert

1 càs de sucre vanillé

3 càs d'huile de noisette

Préparation :

Dans un saladier, mélanger le melon, la roquette, les framboises et les noisettes.

Dans un mixeur, mixer tous les ingrédients pour la vinaigrette. Verser sur la salade.

Servir frais.

Apport nutritionnel par portion : Kcal : 87

Protéines : 0,8g, Glucides : 13,5g, Graisses : 0,4g

36.   Filet de dinde mariné

Ingrédients :

450g de filets de dinde

1 càs d'huile d'olive

4 gousses d'ail

2 càs de vinaigre de cidre

5 càs de persil frais haché finement

1 càc d'origan

½ càc de sel

Préparation :

Laver et sécher la viande. Laisser de côté.

Mettre tous les autres ingrédients dans un grand bol. Laisser mariner la viande dans ce mélange pendant une heure.

Préchauffer le grill et griller la viande pendant 10 minutes de chaque côté. Ajouter une cuillère à soupe de la marine sur la viande lorsqu'elle est sur le grill.

Servir immédiatement.

Apport nutritionnel par portion : Kcal : 131,

Protéines : 21,4g, Glucides : 3,7g, Graisses : 3,5g

37. Haricots rôtis au four

Ingrédients :

680g d'haricots précuits

1 gros oignon haché finement

2 oignons printaniers hachés finement

3 gousses d'ail écrasées

2 carottes découpées

2 càs de piment en poudre

1 càs de curcuma en poudre

Préparation :

Préchauffer le four à 160°C.

Mettre les ingrédients dans un moule. Ajouter trois tasses d'eau et bien mélanger. Laisser cuire pendant 30 minutes.

Apport nutritionnel par portion : Kcal : 180

Protéines : 24g, Glucides : 32g, Graisses : 21g

38. Quinoa et maïs au jus de citron vert

Ingrédients :

2 càs d'huile d'olive

2 gousses d'ail écrasées

1 piment jalapeno haché finement

1 tasse de quinoa

1 tasse d'haricots verts précuits

1 tomate de taille moyenne hachée finement

1 tasse de maïs doux

1 càc de piment de Cayenne

1 avocat épluché et découpé en cubes

1 citron vert pressé

1 main de coriandre fraîche

Sel et poivre

Préparation :

Préchauffer l'huile d'olive à feu moyen. Ajouter le piment jalapeno finement haché et l'ail. Faire revenir pendant environ une minute.

Ajouter ensuite le quinoa, les haricots verts, la tomate, le maïs et le piment en poudre. Réduire à petit feu et couvrir. Laisser cuire pendant environ 20 minutes.

Pendant ce temps, laver l'avocat et découper en petits morceaux. Mélanger avec le jus de citron vert et la coriandre fraîche. Ajouter au mélange et servir.

Apport nutritionnel par portion : Kcal : 374

Protéines : 31g, Glucides : 64g, Graisses : 28g

39. Salade aux agrumes

Ingrédients :

1 petit oignon haché finement

2 tomates de taille moyenne découpées

1 tasse de coriandre fraîche, hachée finement

2 tasses de thon égoutté

1 citron vert pressé

¼ càc de sel de mer

1/8 càc de poivron noir moulu frais

Préparation :

Dans un saladier, mettre les tomates, le fromage, les oignons et la coriandre. Mélanger avec le jus de citron vert.

Effriter le thon, saler et poivrer. Mettre dans un bol.

Mélanger tous les ingrédients et servir.

Apport nutritionnel par portion : Kcal : 165,

Protéines : 2,1g, Glucides : 17g, Graisses : 11,2g

40.   Pain de seigle simple

Ingrédients :

1 tasse de farine de blé complet

1 tasse de farine de seigle

1 demi-tasse de farine

2 càc de levure

1 ½ tasse d'eau tiède

2 càs d'huile d'olive extra-vierge

1 càs de miel

1 càc de sel

¼ tasse de graines de lin

Préparation :

Mélanger tous les ingrédients secs dans un grand bol.
Ajouter graduellement de l'eau tiède, en remuant
constamment avec un batteur électrique.

Ajouter ensuite le miel et continuer à mélanger jusqu'à
obtenir une pâte lisse.

Former le pain et couvrir avec un chiffon de cuisine.

Laisser reposer pendant environ une heure à température ambiante.

Préchauffer le four à 170 degrés.

Mettre le pain sur une plaque à four et faire cuire pendant 45 minutes.

Laisser refroidir avant de servir.

Apport nutritionnel par portion : Kcal : 83

Protéines : 3,2g, Glucides : 15,4g, Graisses : 1,2g

LES AUTRES OUVRAGES DE CET AUTEUR

70 recettes de plat pour prévenir et éliminer le surpoids : Perdez vite du poids grâce à des régimes amaigrissants et une nutrition intelligente

Par

Joe Correa CSN

48 recettes pour lutter contre les problèmes d'acné : La cure qui permet d'éliminer les problèmes d'acné en moins de 10 jours !

Par

Joe Correa CSN

41 recettes pour prévenir la maladie d'Alzheimer : Diminuer ou éliminer vos symptômes d'Alzheimer en à peine 30 jours !

Par

Joe Correa CSN

70 recettes de plats efficaces contre le cancer du sein : Prévenir et lutter contre le cancer du sein avec une nutrition intelligente et des aliments puissants

Par

Joe Correa CSN

www.ingramcontent.com/pod-product-compliance
Lightning Source LLC
Chambersburg PA
CBHW051037030426
42336CB00015B/2917